Ulrike Gonder

DAS BESTE
AUS DER KOKOSNUSS

Natives Bio-Kokosöl und
Bio-Kokosmehl

INHALT

BIO-KOKOSÖL UND -KOKOSMEHL: DIE VORTEILE IM ÜBERBLICK

Reines Bio-Kokosöl – Virgin Coconut Oil –

- ist leicht verdaulich und gut bekömmlich,
- enthält keine schädlichen trans-Fette,
- enthält kein Cholesterin,
- erhöht im Körper vor allem das »gute« Cholesterin,
- kann helfen, das Körpergewicht zu halten,
- ist reich an mittelkettigen Fettsäuren, vor allem Laurinsäure,
- unterstützt die Ketonbildung in der Leber,
- ist ein guter Selenlieferant
- trägt zum Schutz vor Bakterien, Viren und vermutlich auch Pilzen bei,
- ist besonders gut haltbar und hitzebeständig,
- ist vielseitig einsetzbar,
- ist ein guter Butterersatz bei Milchallergie,
- schützt und pflegt Haut und Haar.

Und: Es schmeckt hervorragend!

Bio-Kokosmehl

- ist eines der ballaststoffreichsten Mehle,
- bläht trotzdem nicht,
- enthält für ein Mehl viel Eiweiß und wenig Kohlenhydrate,
- ist moderat im Fettgehalt,
- wirkt sich günstig auf den Blutzuckerspiegel aus,
- hat einen geringen glykämischen Index,
- hat einen angenehm süßen Geschmack,
- ist glutenfrei und daher auch für die Ernährung bei Zöliakie / Sprue geeignet.

REINES BIO-KOKOSÖL – VIRGIN COCONUT OIL: EIN NATÜRLICHES FETT MIT EINZIGARTIGEN EIGENSCHAFTEN

Kokosnüsse liefern ein klares, reines Öl mit einem milden, fein-nussigen, aromatischen Geschmack. Kokosöl ist in tropischen Ländern seit Generationen ein fester Bestandteil des täglichen Lebens: Man verwendet es sowohl für die traditionelle Küche als auch für die Pflege von Haut und Haaren. Die vielen Vorzüge des hochwertigen nativen Kokosöls sind hierzulande erst wenigen Menschen bekannt.

Vielleicht liegt dies daran, dass Kokosfett vielen nur als »billiges« Plattenfett zum Braten und Frittieren bekannt ist. Tatsächlich finden sich in vielen Supermarktregalen nur diese stark verarbeiteten und wenig delikaten Kokosfette.

Dazu kommt, dass Kokosöl überwiegend aus gesättigten Fettsäuren besteht. Diesen Fettbausteinen werden unerwünschte gesundheitliche Effekte nachgesagt. Wissenschaftliche Studien und die Erfahrung zeigen jedoch, dass es sich dabei um unbelegte Gerüchte handelt. Höchste Zeit also, mehr über das delikate Öl der Kokosnuss und seine einzigartigen Eigenschaften zu erfahren.

Lesen Sie auf den nächsten Seiten, warum jungfräuliches (natives) Bio-Kokosöl ein ebenso gesundes wie wohlschmeckendes Fett ist, welche praktischen Vorteile es hat und woran Sie die beste Qualität erkennen.

TROPISCHE KÜCHE:
OHNE KOKOSNÜSSE GEHT NICHTS

Kilometerlange weiße Strände, blauer Himmel, das Rauschen der Brandung – die Tropen locken Urlauber aus aller Welt zum Ausspannen und Auftanken. Hier lässt es sich leben, die Natur ist überwältigend, die Menschen gastfreundlich, das Essen köstlich. Seit Tausenden von Jahren nutzen die Bewohner Südindiens, der Südsee-Inseln und anderer tropischer und subtropischer Gebiete ganz selbstverständlich die Vielfalt der Kokospalme und ihrer Nüsse. Die Palme liefert Bau- und Brennmaterial, das hochwertige Öl der Kokosnuss pflegt Haut und Haare, und eine Mahlzeit ohne irgendetwas von der Kokosnuss ist eigentlich undenkbar.

Westliche Mediziner, wie der amerikanische Zahnarzt Dr. Weston Price, der in den 1930er-Jahren die pazifischen Inseln bereiste, waren vom Nährstoffreichtum der traditionellen Gerichte beeindruckt: Obgleich viele Speisen einen hohen Fettgehalt aufwiesen, war auch der Vitamingehalt außerordentlich hoch, und die Insulaner erfreuten sich einer guten Gesundheit. Die in westlichen Zivilisationen üblichen Krankheiten kamen, wie bei vielen anderen naturgemäß lebenden Völkern, kaum vor.

Der Nährstoffreichtum der Kokosnuss (Fett, Eiweiß, Vitamine) sorgte über viele Generationen mit dafür, dass die Bewohner der tropischen Paradiese gesund und wohlgenährt waren.

In fast jeder traditionellen Tropenmahlzeit findet sich etwas von der Kokosnuss: Kokosfleisch dient als Snack oder Zwischenmahlzeit, Kokosmilch wird für Saucen und Getränke verwendet, das Kokosöl zum Braten, Kochen, Backen und Frittieren. Durch die Kombination der Kokosnuss mit den anderen traditionellen Lebensmitteln, wie Fisch, Fleisch, Gemüse, Früchte und Reis, entsteht eine perfekte Ernährungsweise: nahrhaft, sättigend und dabei ausgesprochen vitamin-, mineralstoff- und ballaststoffreich.

Eine Kokosnuss enthält rund

- 45 % Wasser,
- 35 % Fett,
- 9 % Ballaststoffe,
- 5 % Kohlenhydrate,
- 5 % Eiweiß und,
- 1 % Vitamine und Mineralstoffe.

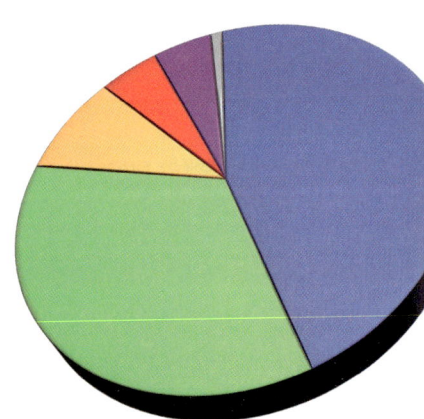

Erkrankungen des Fettstoffwechsels, wie sie in westlichen Industrienationen häufig sind, kennen die Südseebewohner erst, seit sie ihre traditionelle Essweise aufgaben und vermehrt Weißmehl- und Fertigprodukte, Zucker, Sojaöl und Cola konsumieren.

Natürlich tragen auch andere Einflüsse, wie eine geringere körperliche Bewegung, mehr Stress und das Rauchen, dazu bei, wenn die Menschen in der Südsee heute vermehrt übergewichtig, herz-, gefäß- und zuckerkrank sind. Am traditionell üblichen Kokosöl kann es jedenfalls nicht liegen, das haben die Menschen seit alters her genossen. Das bestätigt auch eine Studie aus West-Sumatra: Dort erwiesen sich weder Kokosöl noch die darin enthaltenen gesättigten Fettsäuren noch das Fett allgemein als Risikofaktor für Herz-Kreislauf-Erkrankungen (Lipoeto, 2004).

Kokosnüsse sind offensichtlich nur dann ungesund, wenn sie einem aus großer Höhe auf den Kopf fallen …

OHNE FETT KEINE GESUNDHEIT – ES KOMMT AUF DIE MISCHUNG UND DIE RICHTIGE AUSWAHL AN

Das Fett kommt beim Thema gesunde Ernährung meist nicht gut weg – zu Unrecht, wie sich heute zeigt. Sicher, Fett liefert viele Kalorien und je nach Beschaffenheit kann es den Cholesterinspiegel beeinflussen. Diese beiden Eigenschaften führten dazu, dass im Grunde allen Menschen eine relativ fettarme Kost empfohlen wurde, um Übergewicht und Fettstoffwechselstörungen, Herzinfarkt und Schlaganfall vorzubeugen. Heute wissen wir, dass dies ein Irrweg war. So meldete die renommierte amerikanische Harvard-Universität (Harvard, 2011), man solle endlich aufhören, fettarmes Essen als gesund zu bewerben und den Verbrauchern lieber **die Vorteile gesunder Fette** nahebringen.

Zunächst einmal: Ohne Fett könnten wir gar nicht existieren, es ist ein lebensnotwendiger Nährstoff. Es dient im Körper nicht nur als Energiespeicher für Notzeiten, es formt unseren Körper, unterstützt ihn bei der Temperaturregulation, schützt und versorgt empfindliche Organe. Zudem ist Fett ein ganz wichtiger Bestandteil der Zellmembranen, die jede einzelne unserer Körperzellen umhüllen und mit dafür verantwortlich sind, dass alle Körpervorgänge reibungslos funktionieren.

Mit seinen vielen Kalorien ist das Fett natürlich auch ein exzellenter Energielieferant. Unsere Muskeln, allen voran der Herzmuskel, mögen am liebsten Fett zur Energiegewinnung »verbrennen«. Das Fett aus der Nahrung liefert neben Energie auch fettlösliche Vitamine (A, D, E, K) sowie lebensnotwendige (essenzielle) Fettbausteine. Auch sorgt es für Aroma und Geschmack, denn viele Geschmacksstoffe sind fettlöslich.

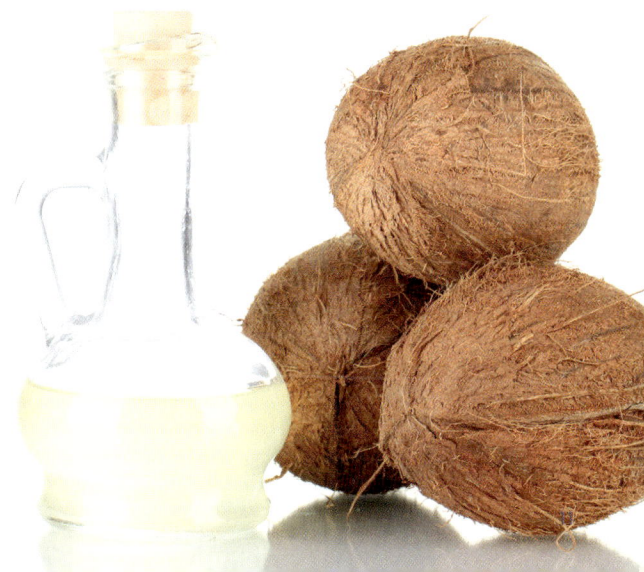

Die Dosis macht das Gift

Immer mehr Studien widerlegen die althergebrachte Ansicht, dass vor allem der Fettgehalt der Nahrung daran schuld ist, wenn Menschen zu dick oder krank werden.

Die Gründe dafür, warum jemand übergewichtig wird, sind vielfältig. Es liegt nicht nur am Essen und schon gar nicht an einem einzelnen Nährstoff. Folglich darf man dem Fett dafür auch nicht die Schuld in die Schuhe schieben. Denn auch mit einer kohlenhydratreichen, fettarmen Kost kann man sich überessen und an Gewicht zulegen – nicht ohne Grund hat man Nutzvieh seit Jahrhunderten mit fettarmem, kohlenhydratreichem Getreide gemästet. Am Ende entscheidet neben der Veranlagung und den Hormonen die individuelle Kalorienbilanz: Mit welchen Lebensmitteln man zu viel gefuttert hat, ist zunächst einmal zweitrangig.

Auch beim Thema Fettstoffwechselstörungen sind die Fette in jüngerer Zeit immer weiter rehabilitiert worden. Das bedeutet: Auch bei erhöhten Cholesterin- und Blutfettwerten (Triglyzeride) kommt es nicht in erster Linie darauf an, Fett zu meiden. Im Gegenteil: Entscheidend ist, das richtige Fett zu essen, also die Fettqualität zu verbessern. Was das bedeutet und warum die Fette viel gesünder sind, als lange Zeit angenommen, soll im Folgenden etwas genauer erklärt werden.

Fettsäurezusammensetzung von reinem Bio-Kokosöl – Virgin Coconut Oil

Länge*: Doppelbindungen	Name	Anteil** in Bio-Kokosöl
gesättigte Fettsäuren		
6:0	Capronsäure	0,41 %
8:0	Caprylsäure	6,58 %
10:0	Caprinsäure	6,28 %
12:0	Laurinsäure	48,15 %
14:0	Myristinsäure	18,36 %
16:0	Palmitinsäure	9,24 %
18:0	Stearinsäure	3,17 %
20:0	Arachinsäure	0,09 %
22:0	Behensäure	0,02 %
24:0	Lignocerinsäure	0,02 %
einfach ungesättigte Fettsäuren		
16:1	Palmitoleinsäure	0,01 %
18:1	Ölsäure	6,18 %
20:1	Eicosensäure	0,05 %
22:1	Erukasäure	< 0,01 %
mehrfach ungesättigte Fettsäuren		
18:2	Linolsäure	1,18 %
18:3	Linolensäure	< 0,01 %

Quelle: Labor Dr. Scheller, Augsburg

* bezeichnet durch die Zahl der Kohlenstoffatome
** alle Angaben sind Durchschnittswerte

Was ist Fett?

Man kennt das ja: Fette lösen sich nicht in Wasser, schwimmen deswegen oben auf der Suppe und verursachen beim Kleckern gerne hartnäckige Fettflecken. Das liegt an ihrem chemischen Aufbau, und der ist ganz einfach: Jedes Fett besteht aus dem »Frostschutzmittel« Glyzerin, an dem je drei Fettsäuren haften. Diese Fettsäuren beeinflussen ganz wesentlich die Eigenschaften eines Fettes sowohl in der Küche als auch im Körper.

Fettsäuren sind also wichtige Fettbausteine. Sie können unterschiedlich lang, gesättigt oder ungesättigt sein. Gesättigte Fettsäuren machen ein Fett fester und unempfindlicher gegenüber Hitze, Licht und Luft. Ungesättigte Fettsäuren machen es flüssig und empfindlicher, sodass es schneller ranzig wird.

Je flüssiger ein naturbelassenes Fett bei Zimmertemperatur ist, desto mehr ungesättigte Fettsäuren enthält es, wie zum Beispiel Oliven- oder Rapsöl. Je fester ein naturbelassenes Fett ist, desto mehr gesättigte Fettsäuren enthält es, wie zum Beispiel natives Kokosöl* oder Butterschmalz.

Wenn von gesättigten Fettsäuren die Rede ist, werden meist die tierischen Fette Butter, Talg und Schmalz genannt. Sie bestehen zu 50 bis 60 Prozent aus gesättigten Fettsäuren, der Rest ist auch hier ungesättigt. Es gibt jedoch auch Pflanzenfette, die von Natur aus reich an gesättigten Fettsäuren sind. Neben dem Palmkernfett ist der Spitzenreiter das Kokosöl: Es besteht zu über 90 Prozent aus gesättigten Fettsäuren. Daher ist es bei Zimmertemperatur cremig bis fest und lange haltbar. Kokosfett* schmilzt erst ab etwa 25 °C zu einem klaren, flüssigen Öl.

* In den Tropen liegt das Kokosfett aufgrund der Wärme als Kokosöl vor, bei uns ist es bei Zimmertemperatur eher fest. Der Einheitlichkeit halber sprechen wir hier allgemein von Kokosöl.

Fettsäuren verschiedener Speiseöle (pro 100 g*)

Speiseöl	Fettsäuren		
	gesättigte	einfach ungesättigte	mehrfach ungesättigte
Distelöl	9–12 g	12 g	75 g
Erdnussöl (Bio)	18 g	53 g	30 g
Hanföl (Bio)	8 g	12 g	80 g
Kakaobutter	60 g	33 g	3 g
Kokosöl (Bio)	**90–97 g**	**1–6 g**	**2–4 g**
Kürbiskernöl (Bio)	9 g	34 g	57 g
Leinöl (Bio)	9 g	19 g	72 g
Maiskeimöl	13 g	29 g	53 g
Mandelöl (Bio)	9 g	74 g	17 g
Olivenöl (nativ)	13 g	70–76 g	8–9 g
Palmfett	50 g	37 g	10 g
Palmkernfett	82 g	12 g	1,5 g
Rapsöl	6–8 g	55–65 g	32–40 g
Sesamöl (Bio)	12 g	40–42 g	43–45 g
Sojaöl	14 g	20–27 g	57–62 g
Sonnenblumenöl	10–12 g	22 g	61–65 g
Traubenkernöl	9 g	16 g	66–70 g
Walnussöl	11–16 g	16–28 g	56–70 g
Weizenkeimöl	16 g	18 g	61–64 g

* Die Angaben sind gerundet und aus verschiedenen Quellen zusammengestellt, sie dienen nur der Orientierung. Die Zusammensetzung von Lebensmitteln unterliegt natürlichen Schwankungen.

Fettsäuren beeinflussen den Cholesterinspiegel

Wenn es um gesunde Ernährung geht, steht neben dem Gewicht oft der Cholesterinspiegel im Vordergrund. Ein erhöhter Cholesterinspiegel ist ein Risikofaktor für Herz-Kreislauf-Erkrankungen wie Arteriosklerose, Herzinfarkt und Schlaganfall. Unstrittig ist, dass die Fettsäuren aus der Nahrung einen Einfluss auf die Mengen an Cholesterin im Blut ausüben. Doch was sagt dies über den gesundheitlichen Wert der Fette aus? Leider ist diese Frage der Ernährungsmedizin sehr stark mit wirtschaftlichen Interessen und emotionalen Einflüssen verquickt, sodass es nicht immer einfach ist, sachliche Darstellungen zu finden.

Räumen wir mit einigen Vorurteilen und unzulässigen Vereinfachungen auf

Zunächst: Das Cholesterin im Essen hat, wenn überhaupt, nur einen geringfügigen Einfluss auf den Cholesterinwert im Blut. Das liegt daran, dass der Körper das benötigte Cholesterin größtenteils selbst herstellt. Denn Cholesterin ist für den Körper lebenswichtig. Er braucht es für den Aufbau der Zellenwände, für die Nervenfunktion sowie für die Bildung von Hormonen und Vitamin D.

Nehmen wir mehr Cholesterin mit der Nahrung auf, steigt der Cholesterinspiegel bei einigen Menschen vorübergehend etwas an, aber nur so lange, bis die Eigenproduktion des Körpers sich darauf eingestellt hat und gedrosselt wird. Essen wir weniger Cholesterin, fährt der Körper die Eigenproduktion hoch und bildet mehr Cholesterin.

Kokosöl enthält kein Cholesterin

Dennoch kann es den Cholesterinspiegel im Blut erhöhen. Tatsächlich können einige wenige gesättigte Fettsäuren den Cholesterinspiegel im Blut erhöhen: die Laurinsäure, die Myristinsäure und möglicherweise auch die Palmitinsäure. Diese Fettsäuren befinden sich auch in Kokosöl (siehe Tabelle Seite 13). Doch ist es deswegen gesundheitlich ungünstig?

Mittlerweile wurden zahlreiche wissenschaftliche Studien zum Verzehr von gesättigten Fettsäuren und der Häufigkeit von Herzinfarkten oder Schlaganfällen durchgeführt. Es fand sich kein Zusammenhang! Fazit: Einige gesättigte Fettsäuren mögen das Cholesterin erhöhen, sie verursachen aber deswegen weder Herzinfarkte noch Schlaganfälle.

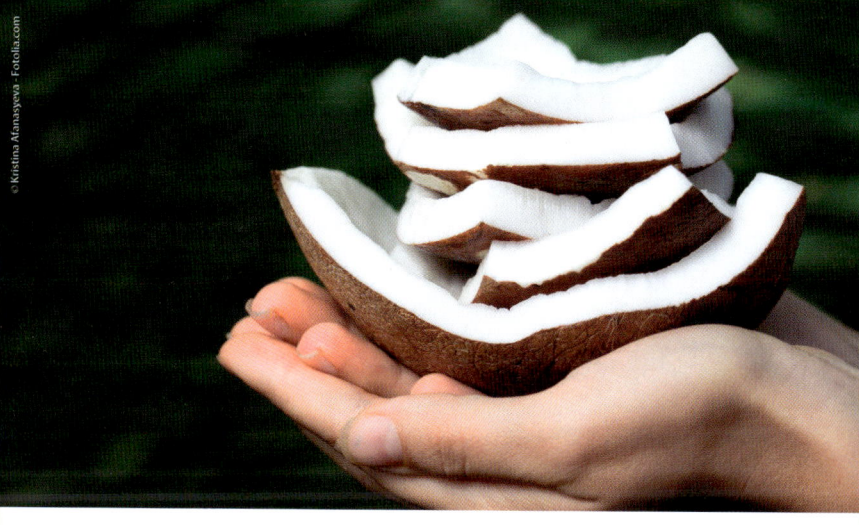

Ob der Cholesterinspiegel eines Menschen nach dem Genuss von gesättigten Fettsäuren tatsächlich steigt, hängt von vielen Faktoren ab und ist individuell unterschiedlich. So zeigen sich ungünstige Effekte häufig dann, wenn die Ernährung reich an Zucker, Stärke und gesättigten Fetten ist. Bei kohlenhydratverminderten Kostformen sind meist keine negativen Einflüsse von gesättigten Fettsäuren auf das Cholesterin zu beobachten. Außerdem ist etwas mehr Cholesterin im Blut noch lange nicht gleichbedeutend mit krank. Denn erstens ist Cholesterin kein »Gift« und zweitens keine Krankheitsursache. Und drittens ist Cholesterin nicht gleich Cholesterin.

Heute unterscheiden Ärzte das sogenannte »böse« LDL-Cholesterin vom »guten« HDL-Cholesterin im Blut. Doch selbst diese Einteilung ist noch zu ungenau, wie moderne Forschungsergebnisse zeigen. Aber der Reihe nach:

Richtig ist, dass zu viel LDL-Cholesterin im Blut ein erhöhtes Risiko für Herz-Kreislauf-Erkrankungen anzeigt. So wie das Aufleuchten der Tankanzeige im Auto ein Warnsignal, aber keine Ursache für einen leeren Tank darstellt, so ist auch das Cholesterin keine Ursache dieser Erkrankungen, sondern nur ein Risikomarker. Zudem kommt ein erhöhter Cholesterinspiegel nicht zwangsläufig vom Essen. Auch Rauchen, Bewegungsmangel, Stress, Hormone und eine erbliche Veranlagung lassen den LDL-Cholesterinwert nach oben klettern.

Ein erhöhtes LDL-Cholesterin alleine sagt recht wenig aus, denn etwa die Hälfte aller Herzinfarkte trifft Menschen mit völlig normalen Cholesterinwerten. Die moderne Medizin schaut sich daher auch weitere Risikoindikatoren an wie Bluthochdruck, Entzündungsmarker und als Schutzfaktor das sogenannte »gute« HDL-Cholesterin.

Je mehr HDL-Cholesterin sich im Blut befindet, desto geringer ist das Risiko für Herz-Kreislauf-Erkrankungen.

Kokosöl – mehr »gutes« Cholesterin

Tatsächlich können einige Fettsäuren aus dem Kokosöl den Cholesterinspiegel erhöhen. Doch genau hier überrascht uns das Kokosöl mit einer besonderen Eigenschaft. Die Erhöhung des Cholesterinspiegels betrifft nicht nur das LDL-Cholesterin, sondern vor allem das »gute« HDL-Cholesterin.

Die Fettsäure mit dem stärksten Potenzial zur Erhöhung des »guten« HDL-Cholesterins heißt Laurinsäure. Sie ist der wichtigste Bestandteil von Kokosöl: Es besteht zu rund 50 Prozent aus Laurinsäure.

Doch es wartet noch eine weitere Überraschung, diesmal beim LDL-Cholesterin. Forschungen der letzten Jahre haben gezeigt, dass es sich auch hier nicht um eine einheitliche Substanz handelt und dass folglich auch das LDL nicht nur »böse« ist. Tatsächlich gibt es mehrere Gruppen von LDL-Cholesterin, die sich im Labor durch ihre Größe unterscheiden lassen. Offenbar stellen nur die kompakten, kleinen LDL-Partikel ein Risiko für Herz und Gefäße dar. Je voluminöser sie sind, desto unproblematischer für die Herz- und Gefäßgesundheit. Und nun raten Sie, was LDL-Partikel besonders groß und fluffig macht? Richtig: gesättigte Fettsäuren, wie sie zum Beispiel in Kokosöl reichlich vorkommen.

Wichtig: Wer an einem erhöhten Cholesterinspiegel oder einer anderen Fettstoffwechselstörung leidet, sollte unbedingt ärztlichen Rat einholen und sich individuell beraten lassen, welche medikamentösen und/oder diätetischen Maßnahmen notwendig und sinnvoll sind.

Umgekehrt können ungesättigte Fettsäuren den Cholesterinspiegel senken. Doch auch hier kommt es auf die Dosis und die Kombination mit anderen Nährstoffen an. In geringer Menge sind zwei ungesättigte Fettsäuren lebensnotwendig für den Körper, weil er sie zwar dringend braucht, aber nicht selbst herstellen kann: Linolsäure und alpha-Linolensäure. In zu großer Menge verzehrt können ungesättigte Fette jedoch auch ungünstig wirken, weil sie in der Lage sind, Entzündungsvorgänge zu fördern.

Der Körper benötigt alles im rechten Maß, auch gesättigte und ungesättigte Fettsäuren. Erst die richtige Mischung macht's! Da Kokosöl wenig ungesättigte Fettsäuren enthält, sollte es nie das einzige Fett in der Küche sein, sondern durch andere hochwertige Öle ergänzt werden.

Aufgrund ihrer Empfindlichkeit gegenüber Sauerstoff können ungesättigte Fettsäuren leicht »ranzig« werden. Das passiert auch im Körper. Dabei entstehen aggressive Substanzen, sogenannte freie Radikale, die lebenswichtige Körperbestandteile angreifen und schädigen können.

Zudem neigen nur die ungesättigten Fettsäuren zur Bildung sogenannter trans-Fettsäuren. Das sind nach derzeitigem Kenntnisstand die wirklich problematischen Fette. Trans-Fettsäuren sind zwar ungesättigt, sie üben im Körper jedoch eine ganz Reihe schädlicher Effekte aus.

Schädliche trans-Fette

Von Natur aus flüssige Pflanzenöle sind zwar reich an ungesättigten Fettsäuren, dadurch aber auch empfindlich, nicht sehr lange lagerfähig und nicht für alle Zwecke zu gebrauchen. Ein bekanntes Beispiel ist das Leinöl, das so reich an dreifach ungesättigter alpha-Linolensäure ist, dass es sehr schnell ranzig wird. Es ist zwar sehr hochwertig, darf aber nicht erhitzt werden. Für die Lebensmittelindustrie sind solche Öle ungeeignet. Sie benötigt für viele Produkte feste, haltbare Fette. Dazu werden flüssige Öle teilweise immer noch einem Prozess unterworfen, der als industrielle Teilhärtung bekannt ist. Dabei (und beim Frittieren) entstehen die unerwünschten trans-Fettsäuren.

Sie finden sich in Fast-Food- und in Fertigprodukten, in Keksen, vielen Brat- und Backfetten, Chips usw. Erst in den letzten Jahren gerieten sie derart unter Beschuss, dass die Industrie ihre Herstellungsprozesse ändern musste. Mittlerweile haben Länder wie Dänemark, die Schweiz und einige US-Staaten die trans-Fette durch gesetzliche Maßnahmen weitgehend vom Speiseplan verdrängt. In Deutschland gibt es solche Vorschriften leider noch nicht.

Natives Bio-Kokosöl enthält keine trans-Fettsäuren, denn es enthält nur wenige ungesättigte Fettsäuren und wird nicht teilgehärtet.

Trans-Fettsäuren sind gesundheitlich problematisch: Sie beeinflussen von allen Fettsäuren den Cholesterinspiegel am ungünstigsten. Zudem stören sie die normale Funktion der Zellmembranen und die Verarbeitung anderer Fettsäuren im Körper. Trans-Fettsäuren werden nicht nur mit erhöhten Herzinfarktraten, sondern auch mit Entwicklungsstörungen bei Kindern, Übergewicht, Diabetes und Krebs in Verbindung gebracht. Zu allem Überfluss reichern sie sich auch noch im Körper an.

Aus gesättigten Fettsäuren, wie sie im Kokosöl vorherrschen, können keine schädlichen trans-Fettsäuren entstehen.

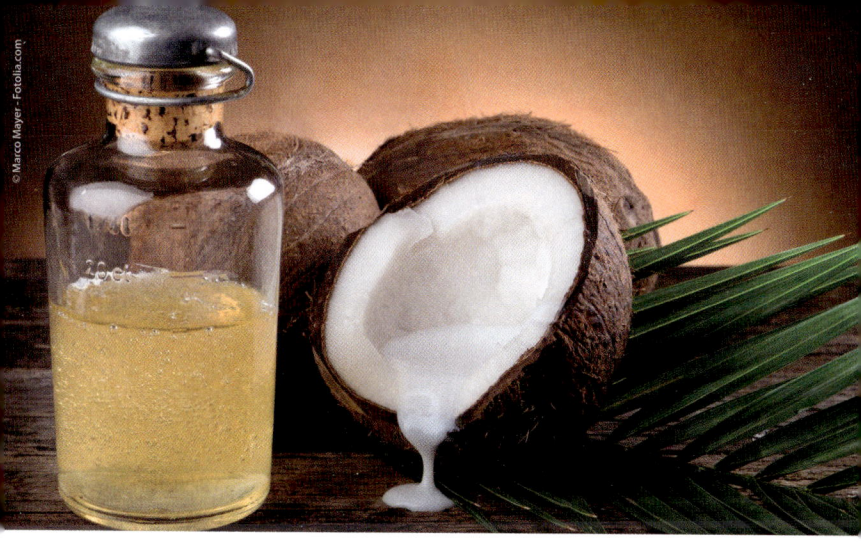

Bei genauem Hinsehen bleibt also nicht viel übrig vom Klischee der gesundheitsschädlichen gesättigten Fettsäuren im Kokosöl. Alles andere wäre auch seltsam, denn der Körper stellt selbst jeden Tag viele verschiedene gesättigte Fettsäuren her. Er braucht sie, um seine Zellmembranen zu festigen, zum Aufbau von Energiereserven und zum Schutz vor Bakterien und anderen Krankheitserregern. Zudem besteht das Fett der natürlichsten Nahrung eines neugeborenen Menschen, das Fett der Muttermilch, zu mehr als 50 Prozent aus gesättigten Fettsäuren. Wie könnten sie da gesundheitsschädlich sein?

WAS NATIVES BIO-KOKOSÖL NOCH KANN

Die Krankheitsabwehr unterstützen

Die mengenmäßig bedeutendste Fettsäure im Kokosöl ist die Laurinsäure. Sie findet sich auch in Muttermilch und zwar aus gutem Grund: Laurinsäure ist in der Lage, die Zellwand einiger Krankheitserreger zu zerstören und vermutlich auch, deren Kommunikation und Vermehrung zu unterbinden, zumindest jedoch empfindlich zu stören. Dies ist speziell bei virusbedingten Erkrankungen interessant, weil es bis heute nicht viele wirksame Medikamente gegen Viren gibt.

Laurinsäure wirkt antibakteriell und antiviral, das heißt, sie kann Bakterien und Viren bekämpfen. Im Laborversuch reagierten unter anderem Grippe-, Herpes-, Masern-, Hepatitis-C- und Eppstein-Barr-Viren empfindlich auf Laurinsäure.

Eine andere Fettsäure aus dem Kokosöl, die Caprinsäure, griff im Laborversuch auch Pilze an. Daher wundert es nicht, dass Kokosöl in der Volksmedizin tropischer Länder als natürlicher Helfer gegen allerlei Krankheitserreger und Parasiten gilt. Auch die moderne Wissenschaft liefert Hinweise darauf, dass

Kokosöl dank seines hohen Laurin- und Caprinsäuregehaltes die Krankheits-
abwehr unterstützen kann.

Laurinsäuregehalte verschiedener Fette

- Butter   3–4%
- Muttermilchfett   5%
- Palmkernöl   48–50%
- Kokosöl   48–50%

Selen – ein wichtiger Mineralstoff

In 100 Gramm Kokosöl sind rund 35 Mikrogramm Selen enthalten. Dieses
Spurenelement braucht der Körper für die Bildung wichtiger Enzyme, für das
Immunsystem und zur Aktivierung der Schilddrüsenhormone. Die täglich
benötigte Menge ist noch nicht genau bekannt, sie wird jedoch auf 30 bis
70 Mikrogramm geschätzt. Mit 50 Gramm nativem Bio-Kokosöl hätte man
also bereits die Hälfte der geschätzten empfohlenen Tagesmenge gedeckt.

Die Ketonbildung ankurbeln

Ketone sind Fettabkömmlinge, die unter anderem Hirn- und Nervenzellen
schützen und sehr effektiv mit Energie versorgen können. Die Fettsäuren des
Kokosöls können vom Körper leicht in Ketone umgewandelt werden. Diese

Zusammenhängen werden derzeit intensiver erforscht, weil man sich hier eine diätetische Unterstützung in der Vorbeugung und eventuell sogar in der Behandlung von Erkrankungen wie Alzheimer und Krebs verspricht.

Gewichtiger Unterschied

Fett liefert von allen Nährstoffen die meisten Kalorien: durchschnittlich neun Kalorien pro Gramm Fett. Allerdings bringen es die meisten Fettsäuren im Kokosöl nur auf acht Kalorien pro Gramm Fett. Der Grund: Sie sind kürzer als die Fettsäuren in anderen Ölen und liefern daher etwas weniger Energie. Man fasst solche Fettsäuren unter dem Begriff »mittelkettige Fettsäuren« zusammen, abgekürzt MCT-Fette (aus dem Englischen für Medium Chain Tryglyceride).

Mittelkettige Fettsäuren sind im Gegensatz zu langkettigen Fettsäuren leichter verdaulich und daher besser bekömmlich. Zudem werden die mittelkettigen Fettsäuren vom Körper nur in geringem Umfang in die Speckpölsterchen eingelagert. Er nutzt sie bevorzugt zur Energiegewinnung und zur Ketonbildung.

Das heißt nun nicht, dass man von Kokosöl nicht zunimmt oder gar automatisch abnimmt. Es kommt schon darauf an, wie viel man davon verzehrt und wie viel insgesamt gegessen wird. Im Rahmen einer ausgewogenen Ernährung kann Kokosöl jedoch aufgrund seiner MCT-Fette das Abnehmen oder Gewichthalten ein klein wenig unterstützen.

Teil der Kalorien »verpufft«

Als weiterer »figurfreundlicher« Effekt kommt hinzu, dass mittelkettige Fettsäuren im Kokosöl die Wärmebildung des Körpers etwas anregen. Ob dies auf eine verbesserte Schilddrüsenfunktion zurückzuführen ist oder andere Ursachen hat, lässt sich nach derzeitigem Kenntnisstand nicht eindeutig sagen. Es ist auch kein enormer Effekt, doch immerhin »verpufft« ein kleiner Teil der Kokosölkalorien ungenutzt, anstatt auf den Hüften zu landen.

Zusammenfassend lässt sich also sagen, dass Fette keineswegs überflüssig oder schädlich sind, im Gegenteil: Sie sind lebenswichtig, machen Speisen schmackhafter und sind in vernünftigen Mengen genossen gesund – sofern die Qualität stimmt. Doch wie lässt sich bei Kokosöl gute Qualität erkennen?

DER GROSSE UNTERSCHIED: WAS REINES BIO-KOKOSÖL SO BESONDERS MACHT

Die meisten Kokospalmen wachsen auf den Philippinen, in Indonesien und Indien. Zur Herstellung von Kokosfett gibt es im Wesentlichen zwei Verfahren, die jedoch zu deutlich verschiedenen Qualitäten führen.

Herkömmliches Kokosöl

Üblicherweise werden die reifen Nüsse während des Jahres laufend geerntet, von ihrer faserigen Hülle befreit und aufgeschlagen damit das Kokoswasser ablaufen kann. Anschließend wird das stark wasserhaltige Fruchtfleisch getrocknet – entweder an der Sonne (sun dried) oder über Feuer (smoke dried). Das Trocknen unter freiem Himmel verläuft nicht immer besonders hygienisch. Nicht selten liegen die Kokosstücke in großen Haufen am Straßenrand. Dort können sie bei zu hoher Luftfeuchtigkeit leicht schimmeln.

Das Trocknen über Feuer geht zwar schneller, es kann jedoch zu unerwünscht hohen Schadstoffgehalten führen. Problematisch sind insbesondere die sogenannten PAK, polyzyklische aromatische Kohlenwasserstoffe, wie sie auch beim unsachgemäßen Grillen entstehen und im Zigarettenrauch vorkommen.

Das so getrocknete Kokosnussfleisch heißt Kopra. Es besteht zu 65 Prozent aus Fett und ist das eigentliche Ausgangsmaterial für die industriell übliche Herstellung von konventionellem Kokosfett. Dieses Fett wird durch Pressen der Kopra gewonnen. Das Restöl im verbleibenden Kopraschrot kann anschließend noch mit Benzin herausgelöst werden.

Das aus Kopra gewonnene herkömmliche Kokosöl ist für den menschlichen Verzehr zunächst ungeeignet.

Um ein Fett mit neutralem Geschmack und für eine bequeme Verwendung in verarbeiteten Lebensmitteln zu erhalten, muss das Öl erst aufwendig bearbeitet werden. Dies umfasst eine Raffination, die Desodorierung und das Bleichen. Bei diesen Verfahren werden hohe Temperaturen, Bleichmittel, Natronlauge und heißer Dampf angewendet, um unerwünschte Begleit- und Geschmacksstoffe aus dem Kokosöl zu entfernen. Dabei werden aber auch erwünschte Fettbegleitstoffe, wie die von Natur aus im Kokosöl enthaltenen Vitamine und Antioxidantien, weitgehend abgetrennt oder zerstört.

Manchmal erfolgt auch noch eine Fetthärtung oder Teilhärtung, bei der die wenigen ungesättigten Fettsäuren des Kokosfetts in gesättigte Fettsäuren umgewandelt werden. Dabei können auch problematische trans-Fette entstehen. Das so gewonnene Kokosfett ist nicht sehr delikat und dient nicht in erster Linie dem Genuss. Es ist ein Gebrauchsfett zum Braten und Frittieren. Wegen seiner Angebotsform in leicht zu dosierenden Plattentafeln nennt man es auch Plattenfett.

Herkömmliches Kokosfett ist ein geschmacksneutrales, haltbares und hitzestabiles Fett. Es ist ein hoch verarbeitetes Produkt, das zwar einige, aber längst nicht alle Vorteile des Kokosöls aufweist. Zudem kann es unerwünschte Rückstände aus der Fettbearbeitung enthalten.

Virgin Coconut Oil – reines Bio-Kokosöl ist anders

Das »jungfräuliche« Kokosöl, auch als Virgin Coconut Oil bezeichnet, wird viel schonender hergestellt und bleibt weitgehend naturbelassen. Die besten Qualitäten stammen von Palmen aus ökologisch arbeitenden Familienbetrieben, in denen die Bio-Nüsse von Hand geerntet werden. Nach einer schonenden Trocknung wird das Fleisch der Nüsse zerkleinert. Dann unterzieht man die Kokosraspel einer schonenden Kaltpressung. Das so gewonnene, hochwertige Bio-Kokosöl braucht nur noch gefiltert und abgefüllt werden.

Virgin Coconut Oil – reines Bio-Kokosöl wird nicht raffiniert, gebleicht, desodoriert oder gehärtet und ist daher von höchster Qualität.

Manchmal finden sich im Handel Bezeichnungen wie »rohkostgeeignet« oder »extra vergine« für Kokosöl, angelehnt an die Kennzeichnung von Olivenölen bester Qualität. Bei Kokosöl haben diese »Extras« jedoch keine Bedeutung. Es gibt im Prinzip nur zwei Verfahren: Das industrielle, bei dem aus Kopra herkömmliches Kokosöl entsteht. Und das schonende Verfahren, bei dem aus frisch gepressten Kokosraspeln hochwertiges Virgin Coconut Oil gewonnen wird.

Jungfräuliches Kokosöl – vielseitig und delikat

Kokosöl bringt von Natur aus eine Reihe günstiger Eigenschaften mit, die beim jungfräulichen Virgin Coconut Oil besonders zur Geltung kommen:

Manche mögen´s heiß

Kokosöl ist aufgrund seines hohen Gehaltes an gesättigten Fettsäuren das hitzestabilste unter den Pflanzenfetten. Dadurch ist es auch mehrere Jahre lang haltbar. Während andere Pflanzenöle durch Hitze, Licht und Luft sehr leicht geschädigt werden und zur Bildung gesundheitsschädlicher freier Radikale neigen, bleibt Kokosöl auch bei hohen Temperaturen weitgehend stabil und verändert sich nicht negativ. Damit ist es ideal zum Braten, Backen und Frittieren.

Tipp: Verwenden Sie reines Bio-Kokosöl – Virgin Coconut Oil – statt Margarine zum Braten von Gemüse, Fleisch und Fisch oder backen Sie damit leckere Kuchen und Kekse. Sie benötigen nur etwa drei Viertel der im Rezept genannten Fettmenge, da Kokosöl im Gegensatz zu Margarine kein Wasser enthält.

Umwerfend aromatisch

Besonders hochwertige Kokosöle, wie die jungfräulichen Virgin Coconut Oils, können Sie auch für die kalte Küche verwenden. Sie zeichnen sich durch einen milden und sehr aromatischen Geschmack nach reifen Kokosnüssen aus.

Tipp: Kokosöl schmeckt auch lecker zu Rohkost oder statt Butter auf Brot und Reiscrackern. Für Salatdressings bieten sich andere pflanzliche Öle an, damit auch die Versorgung mit ungesättigten Fettsäuren gewährleistet ist.

Cooler Schmelz

Kokosöl schmilzt erst bei etwa 25 °C. Daher ist es bei Kühlschranktemperatur fest und bei Zimmertemperatur cremig. Beim Schmelzen im Mund erzeugt es einen angenehmen, kühlenden Effekt und wird deswegen besonders gerne für Süßigkeiten wie Eiskonfekt verwendet.

Gut bekömmlich

Die hohe Stabilität des Kokosöls kommt auch der Gesundheit zugute. Denn auch im Körperinneren kommt es durch natives Kokosöl nicht zur Bildung von aggressiven freien Radikalen – im Gegensatz zu manch anderen Pflanzenölen. Zudem ist Kokosöl aufgrund seiner Zusammensetzung (viele mittelkettige Fettsäuren) besonders leicht verdaulich und kann vom Körper schnell zur Energiegewinnung genutzt werden.

Alternative für Milch- und Sojaallergiker

Kokosöl, Kokosmilch, Kokosfleisch und Kokosmehl sind eine leckere Alternative für Menschen, die aufgrund einer Allergie oder Unverträglichkeit keine Milch, Sahne, Butter oder Sojaprodukte verwenden können. Allergien auf Kokosnussprodukte sind sehr selten.

Ideal für Haut und Haar

Kokosöl ist nicht nur in der Küche beliebt und nützlich, sondern auch ein bewährtes Mittel zur Pflege von Haut und Haaren. Es dringt besonders rasch in Haut und Haare ein und bleibt dort auch länger als wasserreiche Cremes. So kann Kokosöl die Haut anhaltend vor Feuchtigkeitsverlusten schützen. Mit etwas Geduld lässt sich eine trockene, rissige Haut mit Kokosöl wieder »hinkriegen«. Gegenüber Cremes mit Pflanzenölen hat es einen weiteren Vorteil: Da es nur sehr wenig ungesättigte Fettsäuren enthält, kann es keine schädlichen Radikale bilden, die die Haut angreifen.

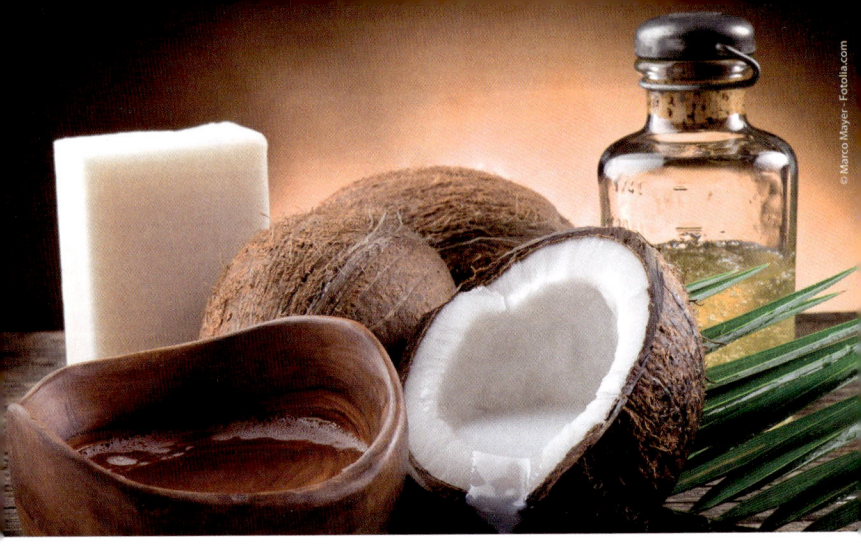

Die kosmetische Industrie nutzt Kokosöl schon lange als Basis für Seifen, Shampoos und Hautpflegemittel. Regelmäßig ins Haar einmassiert, soll es gut gegen Schuppen helfen. Auch in Naturkosmetikprodukten spielt hochwertiges Kokosöl aufgrund seiner pflegenden und schützenden Eigenschaften eine herausragende Rolle. Philippinische Ärzte erforschen zudem seine antioxidativen und »Anti-Aging«-Effekte auf die Haut, seine antiseptischen, desinfizierenden, konservierenden und gegen Akne gerichteten Wirkungen.

WAS BLEIBT: BIO-KOKOSMEHL – GLUTENFREI, BALLASTSTOFFREICH UND VIELSEITIG VERWENDBAR

Nachdem das hochwertige Fett der biologisch angebauten Kokosnüsse gewonnen wurde, bleibt das ausgepresste Kokosnussfleisch zurück. Es ist reich an Nähr- und Ballaststoffen und kann den Speiseplan sinnvoll ergänzen.

Ballaststoffe, die Sorgenkinder

Die Deutsche Gesellschaft für Ernährung (DGE) in Bonn empfiehlt Erwachsenen, täglich 30 Gramm Ballaststoffe zu sich zu nehmen. Tatsächlich essen die Deutschen aber nur etwa zwei Drittel der empfohlenen Ballaststoffmenge. Hier bietet sich noch reichlich Spielraum für Verbesserungen.

Ballaststoffe sind in erster Linie die unverdaulichen Bestandteile unserer Nahrungspflanzen. Sie sind jedoch keineswegs überflüssiger Ballast, sondern helfen, den Darmtrakt in Ordnung und die Verdauung in Gang zu halten. Denn nur ein gut gefüllter und gesunder Darm kann die Nahrung optimal weitertransportieren und die unbrauchbaren Reste regelmäßig ausscheiden. Auch werden manche Giftstoffe sowie überschüssiges Cholesterin im Darm von den Ballaststoffen gebunden und zusammen mit ihnen aus dem Körper heraustransportiert. Somit sind Ballaststoffe Füll- und Putzstoffe für den Darm.

Darüber hinaus bieten sie den nützlichen Bakterien im Darm Nahrung. Die Bakterien bilden im Gegenzug aus den Ballaststoffen darmschonende und die Darmzellen nährende Stoffe. Auf diese Weise haben beide etwas von den Ballaststoffen: Der Mensch einen gesunden Darm und die Bakterien genügend Nahrung.

Ein weiterer Pluspunkt: Ballaststoffe sättigen gut und beugen so dem Überessen vor. Damit eignen sie sich zur Vorbeugung von nahrungsbedingtem Übergewicht und zur Unterstützung beim Abspecken.

Mit rund 40 Prozent Ballaststoffen nimmt Kokosmehl einen Spitzenplatz unter den Mehlen ein (siehe Grafik).

Ballaststoffanteil verschiedener Mehle und Kleien

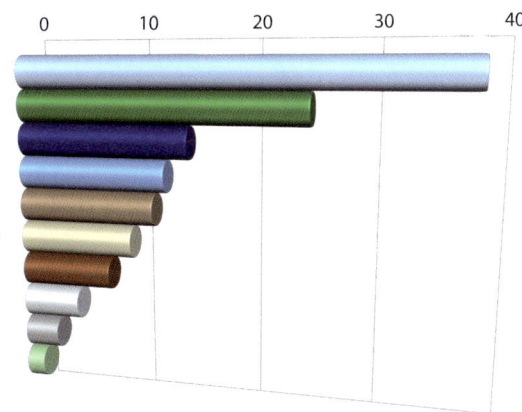

Kokosmehl 38 %
Weizenkleie 25 %
Haferkleie 15 %
Roggenmehl 13 %
Sojamehl 12 %
Weizenmehl (dunkel) 10 %
Maismehl 8 %
Kartoffelmehl 5 %
Weizenmehl (hell) 3 %
Reismehl 1,6 %

Quelle: Kokonut Pacific Ltd., Australien

Schon ein gehäufter Esslöffel Kokosmehl versorgt den Körper mit rund fünf Gramm Ballaststoffen. In herkömmlichen Backrezepten kann Kokosmehl bis zu 25 Prozent der Weizenmehlmenge ersetzen. So wird das Gebäck ballaststoffreicher, ohne dass man auf Vollkorn zurückgreifen muss, das schon mal zu Blähungen und Unverträglichkeiten führen kann.

Zugleich steigt der Eiweißgehalt der Backwaren, denn Kokosmehl besteht zu rund 20 Prozent aus Eiweiß. Dieser für den Körper wertvolle Nährstoff sättigt übrigens auch besonders gut und hilft so beim Abnehmen und In-Form-Bleiben. Da Kokosmehl von Natur aus über eine leichte Süße verfügt, kann zudem der Zuckeranteil der Rezepte reduziert werden.

Tipp: **Wer bislang wenig Ballaststoffe mit der täglichen Ernährung aufgenommen hat, sollte die Menge nicht plötzlich, sondern schrittweise steigern. Der Darm und die Bakterien brauchen eine Weile, um sich auf die größeren Mengen einzustellen.**

Zusammensetzung von Kokosmehl

Nährstoffanalyse	Gehalt pro 100 g Kokosmehl
Kalorien	240 kcal
Joule	1.010 kJ
Ballaststoffe	41 g
Kohlenhydrate (v.a. Zucker)	22 g
Eiweiß	19 g
Fett	8 g
Mineralstoffe (v.a. Eisen)	5 g
Cholesterin	0 mg

Quelle: National Food Authority, Philippines, 2005 und
Labor Dr. Scheller, Augsburg, 2009

Problemfälle Weizenvollkorn und Gluten

Auch wenn Getreideprodukte wie Brot und Gebäck, Kuchen und Mehlspeisen bei vielen Menschen beliebt sind: Sie werden nicht von jedem vertragen. Neben der Kuhmilch und der Sojabohne ist es vor allem der Weizen, der vielen Zeitgenossen Beschwerden verursacht. Dies betrifft auch die zur gesunden Ernährung häufig empfohlenen Vollkornvarianten.

Der Grund: Die Randschichten der Getreidekörner stecken nicht nur voller Vitamine, Mineral- und Ballaststoffe, sie enthalten auch pflanzliche Abwehrstoffe. Diese können die menschliche Verdauung beeinträchtigen und zu allerlei Darmbeschwerden führen. Bei Kokosmehl sind solche Effekte nicht beschrieben.

Darüber hinaus sorgt ein bestimmtes Eiweiß, das in Weizen und vielen anderen Getreidearten vorkommt, für Probleme: das Gluten. Es schädigt bei dafür empfindlichen Menschen die Darmschleimhaut. Die Erkrankung heißt bei Kindern Zöliakie und bei Erwachsenen Sprue. Wer daran leidet, muss auf Produkte aus Weizen, Roggen, Gerste und Dinkel verzichten, und zwar ein Leben lang. Auch hier bietet Kokosmehl eine hervorragende Alternative, denn es ist glutenfrei.

Tipp: **Manche Gebäcke lassen sich aus 100 Prozent Kokosmehl herstellen.**

Problemfälle Milch und Milchzucker

Die Kuhmilch ist in unserem Kulturkreis beliebt und hat eine lange Tradition. Sie ist ohne Frage ein nährstoffreiches Lebensmittel – aber nur für jene Menschen, die sie auch vertragen. Vor allem bei Kindern findet sich gelegentlich eine Milchallergie. Sie richtet sich gegen das Eiweiß der Milch und erfordert, dass Milch und Milchprodukte vom Speiseplan gestrichen werden müssen. Als rein pflanzliche Produkte bieten Bio-Kokosöl und -milch eine gute und schmackhafte Alternative für Milchallergiker. Zur Sicherstellung der Kalziumversorgung sollte zusätzlich auf einen ausreichenden Verzehr von kalziumreichen grünen Gemüsen, Kräutern und Nüssen sowie von kalziumreichen Mineralwässern geachtet werden.

Eine andere Form der Unverträglichkeit betrifft den Milchzucker Laktose. Damit der Körper ihn verwerten kann, muss er mithilfe eines Enzyms im Darm gespalten werden. Bei 10 bis 20 Prozent der Bevölkerung wird dieses Enzym nicht oder nur ungenügend gebildet. Werden große Mengen Milchzucker verzehrt, kommt es zu Bauchschmerzen und Durchfällen.

Bio-Kokosöl, Kokosmilch und Kokosmehl sind laktosefrei und bieten Menschen mit einer Laktose-Unverträglichkeit (Intoleranz) eine gute Möglichkeit, ihren Speiseplan auch ohne Kuhmilch abwechslungsreich zu gestalten.

Die reinen glutenfreien Kokosmehle, die nach der Erzeugung von Bio-Kokosöl gewonnen werden, sind ebenfalls Naturprodukte in Bio-Qualität. Sie enthalten weder Füll- noch Zusatzstoffe, weder Getreide noch Sojazusätze und blähen nicht. Bio-Kokosmehl ist cholesterin-, gluten- und laktosefrei.

Weniger Kohlenhydrate gegen Zivilisationsleiden

In den vergangenen Jahren hat sich von den USA ausgehend auch in Europa ein neuer Esstrend verbreitet: Man isst weniger Kohlenhydrate (Low-Carb), also weniger Zucker und Stärke, um Übergewicht, Herz-Kreislauf-Erkrankungen und Diabetes entgegenzutreten. Stattdessen wird bei Gemüse und Salat reichlich, bei Obst regelmäßig zugegriffen. Da weniger Kohlenhydrate gegessen werden, braucht weder beim Fett noch beim Eiweiß gespart zu werden. Das macht die Speisen nicht nur besonders schmackhaft – Fett ist ein Aromavermittler –, sondern sorgt auch für eine gute und anhaltende Sättigung. Zudem hat es Vorteile für den Blutzucker, die Blutfette und das Gewicht.

Weniger Kohlenhydrate, dafür aber etwas mehr Fett und Eiweiß zu essen hat sich inzwischen in vielen Studien als sinnvoll und wirksam erwiesen.

Selbstverständlich müssen auch kohlenhydratverminderte Kostformen sinnvoll zusammengesetzt sein. Einfach nur Brot, Gebäck und Süßigkeiten wegzulassen und stattdessen viel Wurst und Käse zu essen, ergibt noch keine gesunde Low-Carb-Kost.

Neben einem hohen Gemüse- und Salatanteil und einem regelmäßigen Obstverzehr, gesunden Fetten und einem etwas höheren Eiweißanteil, kommt es bei einer gesunden Low-Carb-Kost vor allem auf die Menge und die Qualität der Kohlenhydrate an.

Sie sollten

- maßvoll verzehrt werden,

- in einer Form, die den Blutzucker nicht allzu schnell ansteigen lässt (= niedriger glykämischer Index) und

- von viel Ballaststoffen und Eiweiß begleitet werden.

Alle diese Anforderungen werden von Bio-Kokosmehl voll erfüllt!

- Der Ballaststoffanteil ist mit rund 40 Prozent überragend,

- der Eiweißanteil von rund 20 Prozent ist hoch,

- der Kohlenhydratanteil ist mit rund 22 Prozent für ein Mehl gering,

- Alles zusammen sorgt dafür, dass der Blutzuckerspiegel nicht stark ansteigt (= geringer glykämischer Index).

Bio-Kokosmehl eignet sich hervorragend für Menschen, die eine kohlenhydratverminderte Kost bevorzugen.

Dies betrifft nicht nur Menschen, die ihren Fett- oder Zuckerstoffwechsel verbessern wollen oder müssen, die ihr Gewicht halten oder abnehmen möchten, sondern auch Menschen, die bereits zuckerkrank sind. Denn auch Diabetiker sollten darauf achten, weniger Kohlenhydrate zu essen, vor allem solche, die den Blutzucker stark ansteigen lassen (hoher glykämischer Index). In zahlreichen Studien konnte inzwischen gezeigt werden, dass Diabetiker von einer sinnvoll zusammengestellten Low-Carb-Ernährung profitieren. In einer Vergleichsstudie konnte ein Zusatz von Kokosmehl zu verschiedenen Gebäcken den bei Diabetikern üblichen, überhöhten Blutzuckeranstieg abschwächen (Trinidad, 2003). Somit kann Kokosmehl auch in der Diabetikerkost sinnvoll eingesetzt werden, zumal die Ballaststoffe des Kokosmehls auch den Blutfett- und Blutcholesterinspiegel senken (Trinidad, 2004).

Vielseitig und schmackhaft

Kokosmehl ist vielseitig verwendbar, nicht nur als Ersatz von Getreidemehlen und zum Backen. Es eignet sich auch hervorragend als Sahneersatz zum Binden von Saucen und Currys. Über Joghurts, Quarkspeisen oder Müslis gestreut erhöht es den Ballaststoffanteil und verfeinert den Geschmack. Auch in Proteindrinks kann Kokosmehl problemlos eingerührt werden.

Fazit: **Bio-Kokosmehl und reines Bio-Kokosöl sind das Beste aus der Kokosnuss für eine delikate und gesunde Ernährung!**

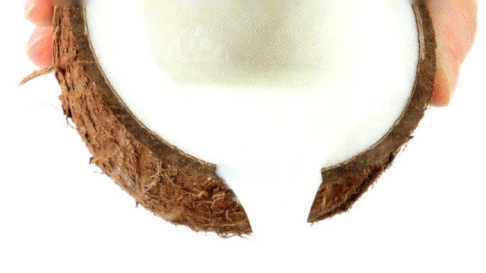

REZEPTE

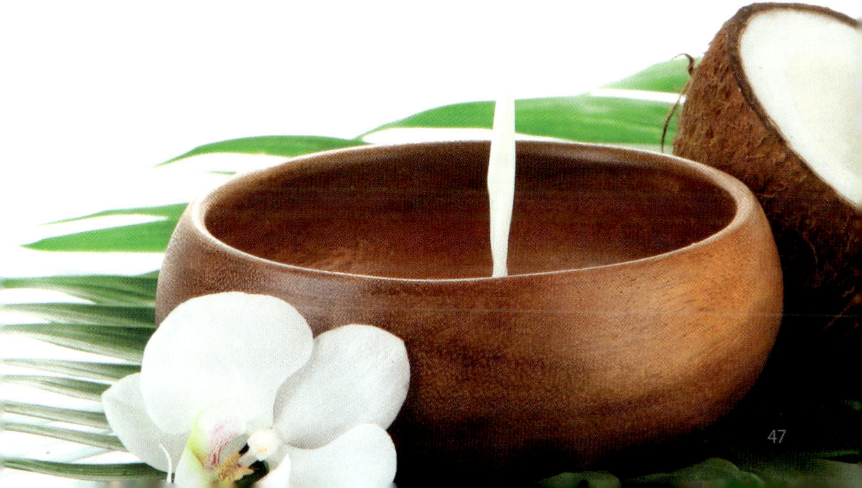

Erdbeer-Kokos-Müsli

2 Portionen

- ▶ 40 g Haferflocken
- ▶ 20 g Sonnenblumenkerne
- ▶ 10 g Leinsaat (Leinsamen)
- ▶ 100 ml Vollmilch (3,8 % Fett)

- ▶ 60 g Kokosmilch
- ▶ 500 g frische Erdbeeren
- ▶ 1 Banane (geschält gewogen ca. 100 g)

Die Haferflocken mit den Sonnenblumenkernen und den Leinsamen in einer Schüssel mischen. Die Milch und die Kokosmilch zugießen und alles gut verrühren. 10 Minuten quellen lassen.

Nach der Quellzeit die Erdbeeren behutsam waschen, entkelchen und vierteln. Die Banane schälen, der Länge nach halbieren und in mundgerechte Scheiben schneiden. Das Müsli auf zwei Schälchen verteilen. Jeweils die Hälfte der Früchte obenauf geben und das Müsli sofort servieren.

Anstelle der Milch können Sie auch nur Kokosmilch verwenden.

Tipps: Durch Verwendung verschiedener Früchte können Sie das Müsli immer wieder abwandeln. Leckere Alternativen sind zum Beispiel Mango und Papaya oder Himbeeren und Johannisbeeren.

Blaubeerküchlein

2 Portionen

- ▸ 300 g Quark (20 % Fett i. Tr.)
- ▸ 40 g Kokosmehl
- ▸ 1 TL Backpulver
- ▸ 2 TL Johannisbrotkernmehl
- ▸ 2 Eiweiß
- ▸ 340 g Heidelbeeren
- ▸ 20 g Kokosöl
- ▸ 2 TL Agavendicksaft

Den Quark mit dem Kokosmehl, dem Backpulver und 2 gehäuften TL Johannisbrotkernmehl gut verrühren. Die Eiweiße steif schlagen und unter die Quarkmischung ziehen. Die Heidelbeeren behutsam waschen und in einem Sieb abtropfen lassen. Vorsichtig unter die Quarkmasse heben.

Das Kokosöl in einer großen beschichteten Pfanne erhitzen. Mit einer kleinen Schöpfkelle den Teig in 6 Portionen gleicher Größe in die Pfanne geben und etwas flach drücken. Die Küchlein bei schwacher bis mittlerer Hitze goldgelb ausbacken. Dabei einmal wenden. Je 3 Küchlein auf zwei Tellern anrichten und mit dem Agavendicksaft beträufeln.

Fruchtiges Linsencurry

2 Portionen

- ► 4–6 Schalotten (ca. 150 g)
- ► 1 TL Sesam- oder Kokosöl
- ► 2 TL indisches Currypulver
- ► 80 g rote Linsen
- ► 120 ml Kokosmilch
- ► 2 mittelgroße Mangos
- ► 16–20 Physalis
- ► 200 g Vollmilchjoghurt
- ► Salz

Die Schalotten abziehen und in Spalten schneiden. Öl in einem mittelgroßen Topf erhitzen. Die Schalotten darin bei mittlerer Hitze glasig dünsten. Dann das Currypulver und die Linsen zufügen und unter Rühren kurz rösten. Mit 200 ml Wasser ablöschen. Die Kokosmilch unterrühren und die Linsen bei schwacher Hitze und geschlossenem Deckel in rund 20 Minuten weich kochen. Dabei gelegentlich umrühren.

Inzwischen die Mangos schälen und das Fruchtfleisch in Spalten vom Kern schneiden. 300 g Fruchtfleisch in mundgerechte Würfel schneiden. Die Physalis aus den Hüllen lösen und halbieren. Die Mangos, die Beeren und den Joghurt unter die gegarten Kokoslinsen rühren und auf der abgeschalteten Herdplatte warm werden lassen. Nicht mehr aufkochen lassen, sonst werden die Früchte zu Kompott! Das Linsencurry mit Salz abschmecken und servieren.

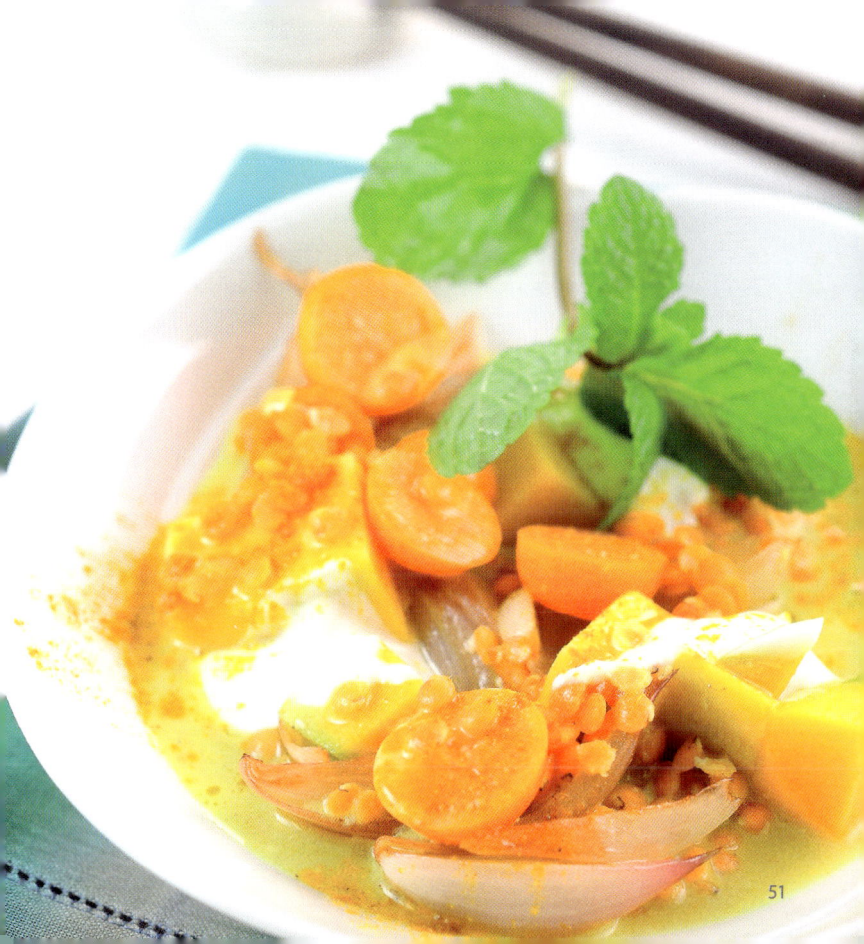

Süßsaure Fischsuppe

2 Portionen

- ▶ 1 Stängel Zitronengras
- ▶ 1 walnussgroßes Stück Ingwer
- ▶ 1 mittelgroße Knoblauchzehe
- ▶ 1 kleine Chilischote
- ▶ 240 g Tomaten
- ▶ 300 g Shiitake-Pilze
- ▶ 4 Blätter Chinakohl
- ▶ 2 EL Kokosöl

- ▶ 400 ml Gemüsefond
- ▶ 200 ml Kokosmilch
- ▶ 260 g Schellfischfilet
- ▶ 60 g TK-Erbsen
- ▶ 2 EL Sojasauce
- ▶ 2–3 EL Limettensaft
- ▶ 1 Prise Zucker

Das Zitronengras am unteren dicken Ende behutsam etwas flacher klopfen und diesen Teil dann in Scheibchen schneiden. Den Ingwer schälen und fein würfeln. Die Knoblauchzehe abziehen und den Knoblauch in feine Streifen schneiden. Die Chilischote waschen, trocken tupfen, längs aufschlitzen und die Kernchen herausschaben. Dabei am besten mit Einmal-Küchenhandschuhen arbeiten! Die Chilischote in Ringe schneiden. Die Tomaten waschen, trocken tupfen und halbieren. Die Stängelansätze herausschneiden und die Tomatenhälften jeweils in Scheiben schneiden. Wer sie nicht verwenden mag, kann die Kernchen mithilfe eines Teelöffels entfernen.

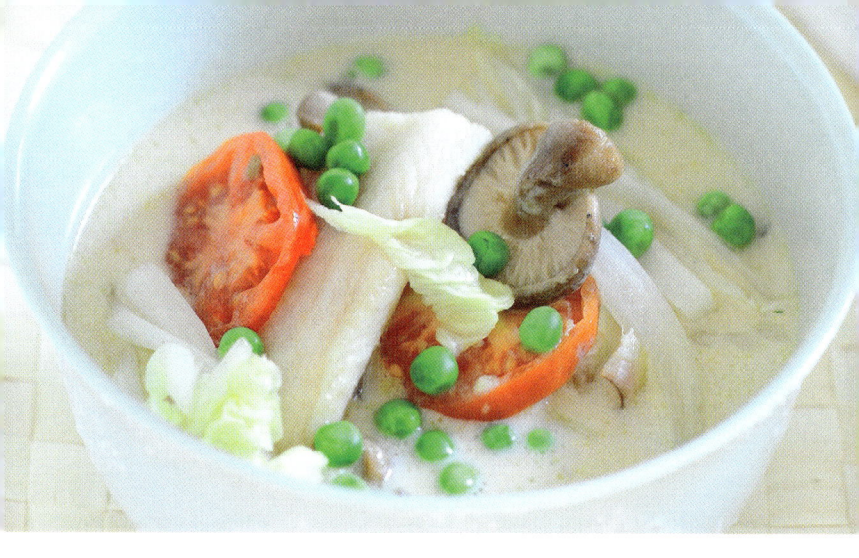

Die Pilze in feine Streifen schneiden. Die Salatblätter in schmale, etwa 4 cm lange Streifen schneiden. Das vorbereitete Gemüse abgedeckt beiseite-stellen. Das Öl erhitzen und Zitronengras, Ingwer, Knoblauch und Chilischote darin bei mittlerer Hitze unter Rühren anbraten. Den Gemüsefond und die Kokosmilch angießen. Rund 5 Minuten leise köcheln lassen. Tomaten, Pilze, Salatstreifen sowie die Sojasauce in die Suppe einrühren und alles noch 4 Minuten garen. Dann den Fisch und die Erbsen unterrühren und 4 Minuten mitziehen lassen – keinesfalls noch einmal kochen lassen. Mit Limettensaft und Zucker abschmecken und servieren.

Asiatische Gemüse-Nudel-Pfanne

4 Portionen

- ▶ 200 g Reisbandnudeln
- ▶ 400 g Baby-Maiskölbchen
- ▶ 2 Stück Ingwer
- ▶ 2 Chilischoten
- ▶ 4 Knoblauchzehen
- ▶ 4 Frühlingszwiebeln
- ▶ 400 g Chinakohl oder Mangold
- ▶ 200 g kleine Champignons

- ▶ 6 große Möhren
- ▶ 800 g Thunfisch
- ▶ 4 EL Kokosöl
- ▶ 6 EL Mirin (Koch-Reiswein)
- ▶ Salz
- ▶ schwarzer Pfeffer
- ▶ 100 ml Sojasauce
- ▶ 4 EL Limettensaft

Reisbandnudeln nach Packungsangabe in sprudelndem Salzwasser al dente kochen. In ein Sieb abgießen, kalt abschrecken, abtropfen lassen und beiseitestellen. Maiskölbchen in einem Sieb abtropfen lassen. Ingwer schälen und fein hacken. Chilischoten längs aufschlitzen, die Kerne herauskratzen, Chili fein hacken. Knoblauch abziehen und fein würfeln. Frühlingszwiebeln, Chinakohl und Möhren putzen, waschen und in feine Streifen schneiden. Champignons mit Küchenpapier trocken abreiben. Maiskölbchen halbieren.

Thunfisch kalt abspülen, trocken tupfen und in mundgerechte Würfel schneiden. 2 EL Öl im Wok erhitzen, Ingwer, Chili und Knoblauch unter Rühren darin

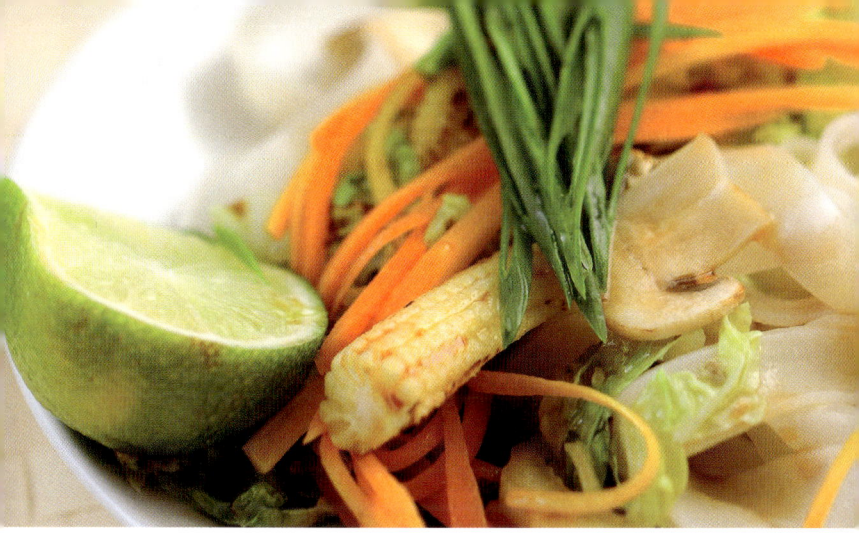

anbraten. Gemüse zugeben und 3–5 Minuten braten. Mit Reiswein ablöschen und mit Salz und Pfeffer abschmecken. In eine Schüssel geben und die Reisnudeln untermischen. Warm stellen. Den Wok mit Küchenpapier auswischen. Erneut 2 EL Öl darin erhitzen. Die Thunfischwürfel darin rundum braten. Mit Sojasauce und Limettensaft ablöschen und mit den Gemüsenudeln servieren.

Wenn Sie keinen Mirin zur Hand haben, können Sie ihn auch durch Gemüsebrühe ersetzen.

Thailändische Garnelensuppe

2 Portionen

- ▸ 2 Frühlingszwiebeln
- ▸ 1 Stängel Zitronengras
- ▸ 1 Möhre
- ▸ 100 g Champignons
- ▸ 1 EL Kokosöl
- ▸ 1 EL fein gehackter Ingwer
- ▸ 400 ml Fischfond
- ▸ 3 EL asiatische Fischsauce
- ▸ ½ TL oder nach Geschmack rote Currypaste
- ▸ 100 ml ungesüßte Kokosmilch
- ▸ 150 g Garnelen (tiefgefroren)
- ▸ 1 Messerspitze Sambal Oelek
- ▸ 1 EL frisch gehackter Koriander
- ▸ nach Geschmack Salz und Currypulver

Die Frühlingszwiebeln, das Zitronengras und die Möhre in dünne Scheiben schneiden. Die Champignons blättrig schneiden. Das Kokosöl in einem Topf oder einer großen Pfanne erhitzen. Frühlingszwiebeln, Zitronengras und Ingwer darin kurz dünsten. Fischfond, Fischsauce, Currypaste, Kokosmilch und Currypulver unterrühren. Möhren- und Champignonscheiben zugeben und alles 3 Minuten köcheln.

In der Zwischenzeit die Garnelen waschen, den Darm entfernen. Die Garnelen in die Suppe geben, diese mit Salz und Sambal Oelek abschmecken und insgesamt noch 5 Minuten köcheln lassen. Die thailändische Garnelensuppe mit dem frisch gehackten Koriander anrichten.

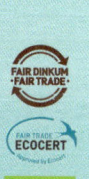
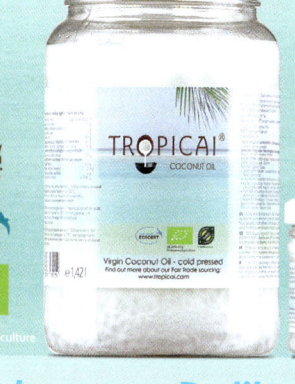
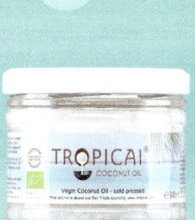

Quellen

Bokisch, M: Nahrungsfette und -öle. Ulmer, Stuttgart 1993

Forouhi, NG et al.: Dietary fat intake and subsequent weight change in adults: results from the European Prospective Investigation into Cancer and Nutrition cohorts. American Journal of Clinical Nutrition 2009;90:1632-1641

Gonder, U, Worm, N: Mehr Fett! Warum wir mehr Fett brauchen, um gesund und schlank zu sein. systemed Verlag, Lünen 2010

Gonder, U: Fett! Unterhaltsames und Informatives über fette Lügen und mehrfach ungesättigte Versprechungen. Hirzel Verlag, 4. überarbeitete Auflage, Stuttgart 2009

Harvard Universität: Pressemeldung vom 2. März 2011 Henderson, ST et al.: Study of the ketogenic agent AC-1202 in mild to moderate Alzheimer's disease: a randomized, double-blind, placebo-controlled, multicenter trial. Nutrition & Metabolism 2009;6:31

Hession, M et al.: Systematic review of randomized controlled trials of low-carbohydrate vs. low-fat/low-calorie diets in the management of obesity and its comorbidities. Obesity Reviews 2009;10:36-50

Königs, P: Das Kokosbuch. Natürlich heilen und genießen mit Kokosöl und Co. VAK Verlags GmbH, Kirchzarten 2010

Krauss, RM et al.: Separate effects of reduced carbohydrate intake and weight loss on atherogenic dyslipidemia. American Journal of Clinical Nutrition 2006;83:1025-1031

Seyfried, TN, Shelton, LM: Cancer as a metabolic disease. Nutrition & Metabolism 2010;7:7

Lipoeto, NI et al.: Asia Pacific Journal of Nutrition 2004;13:377-384 Trinidad, TP et al.: British Journal of Nutrition 2003;90:551-556

Trinidad, TP et al.: Journal of Medical Foods 2004;7:136-140

Verallo-Rowell, VM: Rx: Coconuts! (The perfect health nut) Xlibirs Corporation, 2005 von Braunschweig,

Ruth: Pflanzenöle. Qualität, Anwendung und Wirkung. Stadelmann Verlag 2008

Bio-Kokosölspezialitäten

Natives Bio-Kokosöl aus Sri Lanka in Naturland-Qualität und aus fairem Handel (fair for life).
Ideal für die heiße Küche und den Wok, zum Backen, Braten und Frittieren und für´s täglich Brot.

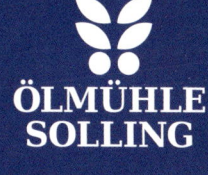

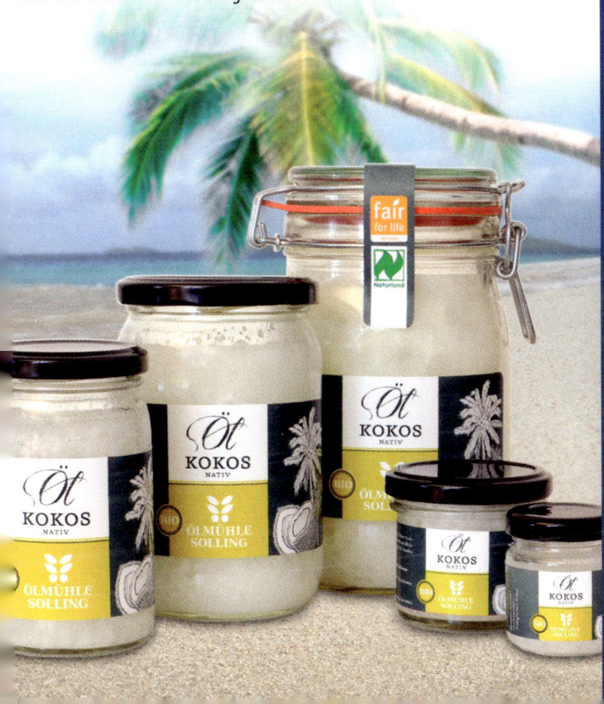

ÖLMÜHLE
SOLLING

Speiseöle
Kräuter- und Gewürzöle
Brotaufstriche
Kokosspezialitäten
Geschenksortimente
Essige
Pflegende Öle
Kokosseifen

oelmuehle-solling.de

fair
for life

Naturland

Glücklich und schlank.
Mit viel Eiweiß und dem richtigen Fett.
Das komplette LOGI-Basiswissen.
Mit umfangreichem Rezeptteil.
Dr. Nicolai Worm
978-3-927372-26-9 **19,90 €**

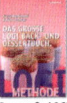

Das große LOGI-Back- und Dessertbuch.
Über 100 raffinierte Dessertrezepte,
die sie niemals für möglich gehalten
hätten. So macht Leben nach LOGI
noch mehr Spaß!
Mit ausführlichem Stevia-Extrakapitel.
Franca Mangiameli | Heike Lemberger
978-3-927372-66-5 **19,95 €**

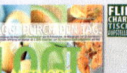

LOGI durch den Tag.
Kombinieren Sie Ihren LOGI-Abnehmplan
aus 50 Frühstücken, 50 Mittagessen
und 50 Abendessen. Maximale Sättigung
mit weniger als 1.600 Kalorien
und 80 Gramm Kohlenhydraten pro Tag!
Franca Mangiameli
978-3-927372-79-5 **29,95 €**

Fett Guide.
Wie viel Fett ist gesund? Welches
Fett wofür? Tabellen mit über 500
Lebensmitteln, bewertet nach ihrem
Fettgehalt und ihrer Fettqualität.
Heike Lemberger
Ulrike Gonder | Dr. Nicolai Worm
978-3-942772-09-9 **9,99 €**

**Abnehmen lernen.
In nur zehn Wochen!**
Das intelligente LOGI-Power-Programm
zur dauerhaften Gewichtsreduktion.
Mit diesem Tagebuch werden Sie Ihr
eigener LOGI-Coach!
Heike Lemberger | Franca Mangiameli
978-3-927372-46-7 **18,95 €**

Das große LOGI-Grillbuch.
120 heiß geliebte Grillrezepte
rund um Gemüse, Fisch und Fleisch.
Ein Fest für LOGI-Freunde.
Heike Lemberger | Franca Mangiameli
978-3-942772-12-9 **19,99 €**

Das große LOGI-Kochbuch.
120 raffinierte Rezepte zur Ernährungs-
revolution von Dr. Nicolai Worm.
Mit exklusiven LOGI-Kompositionen
der Spitzenköche Alfons Schuhbeck,
Vincent Klink, Ralf Zacherl, Christian
Henze und Andreas Gerlach.
Franca Mangiameli
978-3-927372-29-0 **19,95 €**

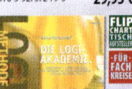

Die LOGI-Akademie.
LOGI lehren – LOGI verstehen.
Ein Leitfaden zur Patientenschulung
und zum Selbststudium.
Franca Mangiameli
978-3-927372-59-7 **48,00 €**

LOGI-Guide.
Tabellen mit über 500 Lebensmitteln,
bewertet nach ihrem glykämischen Index
und ihrer glykämischen Last.
Franca Mangiameli
Dr. Nicolai Worm | Andra Knauer
978-3-942772-02-0 **6,99 €**

**Leicht abnehmen!
Geheimrezept Eiweiß.**
Gewicht verlieren mit Eiweiß und
Formula-Mahlzeiten. Und dann:
gesund und schlank auf Dauer mit LOGI.
Dr. Hardy Walle | Dr. Nicolai Worm
978-3-927372-39-9 **19,95 €**

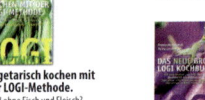

**Vegetarisch kochen mit
der LOGI-Methode.**
LOGI ohne Fisch und Fleisch?
Na klar! 80 innovative und kreative
LOGI-Veggie-Rezepte.
Wenige Kohlenhydrate – glutenfrei!
Susanne Thiel | Dr. Nicolai Worm
978-3-927372-80-1 **19,95 €**

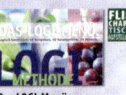

Das LOGI-Menü.
Logisch kombiniert: 50 Vorspeisen,
50 Hauptgerichte, 50 Desserts.
Franca Mangiameli
978-3-927372-60-3 **29,95 €**

Der LOGI-Tageskalender 2014.
Rezepte und Tricks für jeden Tag.
978-3-942772-58-7 **15,99 €**
ERSCHEINT JUNI 2013
VORBESTELLBAR AB SOFORT!

**Leicht abnehmen!
Das Rezeptbuch.**
Gewicht verlieren mit Eiweiß und Formula-
Mahlzeiten. Und für danach: 70 einfache
und abwechslungsreiche LOGI-Rezepte.
Dr. Hardy Walle
978-3-927372-40-5 **12,95**

Das neue große LOGI-Kochbuch.
120 neue Rezepte – auch für Desserts,
Backwaren und vegetarische Küche.
Jede Menge LOGI-Tricks und die klügsten
Alternativen zu Pizza, Pommes und Pasta.
Franca Mangiameli | Heike Lemberger
978-3-927372-44-3 **19,95 €**

Die LOGI-Kochkarten.
Die besten LOGI-Rezepte.
Einfallsreich, einfach, preiswert.
978-3-927372-45-0 **17,95 €**

Der LOGI-Wochenplaner 2014.
Woche für Woche alles LOGI!
Tipps und Tricks und Übersicht.
978-3-927372-59-4 **9,99 €**
ERSCHEINT JUNI 2013
VORBESTELLBAR AB SOFORT!

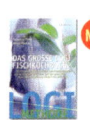

Das große LOGI-Fischkochbuch.
Köstliche Gerichte mit Fisch und Meeres-
früchten aus heimischen Gewässern und
aus aller Welt.
Susanne Thiel | Anna Fischer
978-3-942772-07-5 **19,99 €**

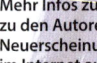

Mehr Infos zum Programm,
zu den Autoren und zu weiteren
Neuerscheinungen finden Sie
im Internet auf www.systemed.de.

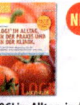

**LOGI im Alltag, in der Praxis
und in der Klinik.**
Andra Knauer
978-3-942772-31-0 **8,99 €**

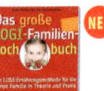

**Das große LOGI-Familien-
kochbuch.**
Die LOGI-Ernährungsmethode für die
ganze Familie in Theorie und Praxis.
Mit 100 tollen Rezepten, die auch Kindern
schmecken.
Marianne Botta | Dr. Nicolai Worm
978-3-927372-96-2 **19,99**

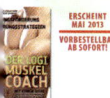

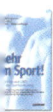
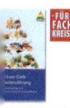
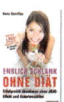
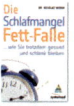

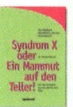

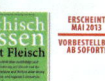

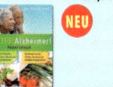
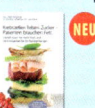

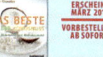

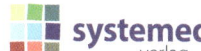

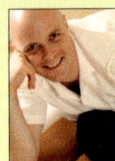

Trendthema Yoga im systemed Verlag: auch mit wenig Zeit zum perfekten Übungsergebnis. Mit Brahmadev Marcel Anders-Hoepgen.

Brahmadev Marcel Anders-Hoepgen praktiziert Yoga und Meditationstechniken schon seit früher Kindheit. Nach dem Studium der Musik konzertierte er viele Jahre als klassischer Gitarrist. Yoga und Meditation halfen ihm sehr bei dem Umgang mit Stress und Lampenfieber. Sein Verlangen, diese Lehre in ihrer Tiefe zu ergründen wurde so groß, dass er seinen Beruf als Musiker aufgab und der Einladung seines Gurus Shri Yogi Hari folgte, bei ihm zu leben und zu lernen.

Seitdem widmet er sein ganzes Leben dem Yoga. 2004 verlieh ihm Shri Yogi Hari den Titel »Sampoorna Yoga Meister«.

Brahmadev Marcel Anders-Hoepgen aus der Schule Shri Yogi Haris ist eine der einflussreichsten Persönlichkeiten im Sampoorna Hatha Yoga. Im systemed Verlag erscheint ein breites Spektrum seiner Lehrmaterialien in Buchform, auf DVD und auf CD.

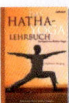

Das Hatha Yoga Lehrbuch.
Sampoorna Hatha Yoga, Perfektion in Bewegung. Die 150 schönsten Übungen.
Marcel Anders-Hoepgen
978-3-927372-53-5 **29,95 €**

· **Sampoorna Hatha Yoga Stunde** (DVD)
978-3-927372-64-1 **17,95 €**
· **Sampoorna Hatha Yoga Stunde** (CD)
978-3-927372-65-8 **14,95 €**

· **Sampoorna Hatha Yoga Stunde Stufe 2** (DVD)
978-3-942772-04-4 **17,95 €**

· **Sonnengruß, Teil 1** (DVD + CD)
Das perfekte Workout
978-3-927372-77-1 **16,95 €**

· **Sonnengruß, Teil 2** (DVD + CD)
Der perfekte Stressabbau
978-3-927372-97-9 **16,95 €**

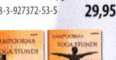
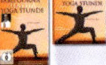

Nada-Yoga-Musik-Reihe
· **Shanti** (CD)
978-3-942772-29-7 **12,99 €**
· **Gelassenheit** (CD)
978-3-942772-15-0 **12,99 €**
· **Eternal OM** (CD)
978-3-942772-16-7 **12,99 €**
· **Runterkommen** (CD)
978-3-942772-17-4 **12,99 €**

· **Besser schlafen.** (CD) **Entspannung für die Nacht.**
978-3-942772-25-9 **12,99 €**
· **Gut schlafen.** (CD) **Entspannung für die Nacht.**
978-3-927372-62-7 **9,95 €**
· **Kraft tanken.** (CD) **Entspannung für den Tag.**
978-3-927372-61-0 **9,95 €**

· **Augenentspannung** (CD)
978-3-927372-71-9 **8,95 €**
· **Gleichgewicht** (CD)
978-3-927372-72-6 **8,95 €**
· **Nackenentspannung** (CD)
978-3-927372-70-2 **8,95 €**
· **Oberen Rücken stärken** (CD)
978-3-927372-73-3 **8,95 €**
· **Unteren Rücken stärken** (CD)
978-3-927372-74-0 **8,95 €**
· **Bauchmuskulatur stärken** (CD)
978-3-927372-75-7 **8,95 €**

Yoga: Jeden Tag neu!
Über 100.000 mögliche Kombinationen für Übungseinheiten à 5 bis 30 Minuten.
Marcel Anders-Hoepgen
978-3-927372-69-6 **28,00 €**

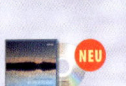
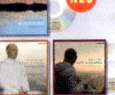

Hebammen Yoga
Übungen zur Geburtsvorbereitung und Rückbildung. Inkl. Mantra-Audio-CD.
Marcel Anders-Hoepgen
978-3-927372-99-3 **19,99 €**

· **Hebammen Yoga** (Doppel-DVD)
Übungen zur Geburtsvorbereitung und Rückbildung.
978-3-942772-03-7 **16,95 €**

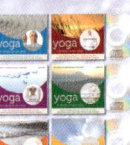

ERSCHEINT MAI 2013
VORBESTELLBAR AB SOFORT!

Anti-Stress-Yoga.
Mit Yoga und Ernährung zurück in die Life-Work-Balance.
Petra Orzech
978-3-942772-46-4 **19,99 €**

Der Glücksvertrag
Das 21-Tage-Programm. Ein glückliches Leben in Balance dank einer Formel aus Psychologie und fernöstlicher Heilkunst. Inklusive DVD.
Ashish Mehta | Gela Brüggemann
978-3-942772-14-3 **19,99 €**

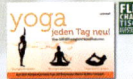

ERSCHEINT APRIL 2013
VORBESTELLBAR AB SOFORT!

Mut zur Trennung.
Plädoyer für eine mutige und produktive Entscheidung – Kinder brauchen Aufrichtigkeit.
Jutta Martha Beiner
978-3-942772-47-1 **15,99 €**

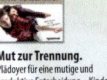

Schlank durch Achtsamkeit
Durch inneres Gleichgewicht zum Idealgewicht
Ronald Pierre Schweppe
978-3-942772-00-6 **14,95 €**

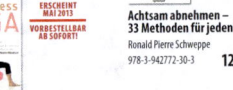

Achtsam abnehmen – 33 Methoden für jeden Tag
Ronald Pierre Schweppe
978-3-942772-30-3 **12,99 €**

Low-Carb für Männer.
Mann – (k)ein Bauch.
... noch übersichtlicher – mit komplett ...arbeiteter Kohlenhydrattabelle ...m Nachschlagen.
...bara Plaschka | Petra Linné
3-942772-52-5 **15,99 €**

Ernährungsfallen
und wie sie mit Low-Carb vermeiden sind.
...n typischen Alltagssituationen ...m Büro und Freizeit
...mit Einkaufsführer im Supermarkt
...mit ausführlichem Restaurant-Guide
...bara Plaschka | Petra Linné
3-927372-55-9 **15,95 €**

...te Kohlenhyrate –
...lechte Kohlenhydrate
...bande verlieren und Energie tanken
...bara Plaschka | Petra Linné
3-927372-81-8 **12,95 €**

Stopp Diabetes!
Raus aus der Insulinfalle dank der LOGI-Methode.
Katja Richert | Ulrike Gonder
978-3-927372-56-6 **16,95 €**

NEU

Stopp Diabetes! Praxisbuch
Ernährungs- und Bewegungspläne. LOGI-Methode.
Ein besseres Leben mit Diabetes.
Katja Richert
978-3-942772-08-2 **16,95 €**

Mehr Fett!
Warum wir mehr Fett brauchen, um gesund und schlank zu sein.
Ulrike Gonder | Dr. Nicolai Worm
978-3-927372-54-2 **19,95 €**

...wer verdaulich.
...e die Ernährungsindustrie ...ert und krank macht.
...e Weill
...-942772-40-2 **12,95 €**

raroris Taschenbücher

ERSCHEINT APRIL 2013 VORBESTELLBAR AB SOFORT!

Das Kohlenhydratkartell.
Über die Diätkatastrophe, die finsteren Machenschaften der Zuckerlobby und Wege aus dem Diätendschungel..
Clifford Opoku-Afari
978-3-942772-39-6 **12,95 €**

Fit mit 100
Jung bleiben, länger leben
- Ein Leben lang schlank & glücklich
- Programme für Körper und Seele
- 100 wertvolle Ernährungstipps
Klaus Oberbeil
978-3-927372-93-1 **14,99 €**

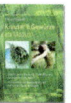

Kräuter & Gewürze als Medizin
- Gesund und schlank mit Vitalkräften aus der Apotheke der Natur.
Klaus Oberbeil
978-3-927372-92-4 **19,95 €**

NEU

Ich habe so lange auf Dich gewartet!
Der lange Weg durch die Kinderwunsch-therapie. Ein Tagebuch – ärztlich kommentiert und ergänzt – über Hoffnungen, Misserfolge, Wegbegleiter und das Wunschkind.
Prof. Dr. Michael Ludwig | Maileen L.
978-3-942772-11-2 **15,99 €**

Yes, I can!
Erfolgreich schlank in 365 Schritten.
Dr. Ilona Bürgel
978-3-927372-51-1 **15,00 €**

BEST-SELLER

Heilkraft D.
Wie das Sonnenvitamin vor Herz-infarkt, Krebs und anderen Zivilisations-krankheiten schützt.
Dr. Nicolai Worm
978-3-927372-47-4 **15,95 €**

Allergien vorbeugen.
Schwangerschaft und Säuglingsalter sind entscheidend!
Dr. Imke Reese | Christiane Schäfer
978-3-927372-50-4 **14,95 €**

Natürlich verhüten ohne Pille.
Welche Methode ist die beste?
Alle sicheren Alternativen. Was tun bei Kinderwunsch? Wie man die natürlichen Techniken rasch und sicher erlernt.
Anita Heßmann-Kosaris
978-3-977372-63-4 **14,95 €**

Andullation Quelle der Gesundheit
Einfache Wege gesund zu werden und zu bleiben
Birgit Frohn | Prof. Dr. Roland Stutz
978-3-942772-20-4 **18,99 €**

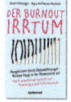

Der Burnout-Irrtum
Ausgebrannt durch Vitalstoffmangel – Burnout fängt in der Körperzelle an!
Das Präventionsprogramm mit Praxistipps und Fallbeispielen.
Uschi Eichinger | Kyra Hoffmann-Nachum
978-3-942772-06-8 **19,99 €**

Gesund durch Stress!
Wer reizvoll lebt, bleibt länger jung!
Hans-Jürgen Richter | Dr. Peter Heilmeyer
978-3-927372-42-9 **15,95 €**

Köstlich kochen mit Tee.
Einfache und inspirierende Rezepte.
Tanja und Harry Bischof
978-3-927372-67-2 **18,95 €**

systemed Verlag
Kastanienstraße 10
D-44534 Lünen
Telefon: 02306 63934
Fax: 02306 61460
faltin@systemed.de

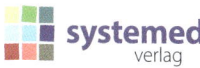

systemed verlag

Impressum. ©2013 systemed Verlag, Lünen. Alle Rechte vorbehalten. Nachdruck, auch auszugsweise, sowie Verbreitung durch Film, Funk und Fernsehen, durch fotomechanische Wiedergabe, Tonträger und Datenverarbeitungssysteme jeglicher Art nur mit schriftlicher Genehmigung des Verlages.

Redaktion:	systemed Verlag, Lünen
Text:	Ulrike Gonder, Hünstetten
Umschlaggestaltung:	Hauptmann & Kompanie, Zürich
Buchsatz:	A flock of sheep, Lübeck
Fotografie:	Studio L'Eveque, München
Druck:	Himmer AG, Augsburg
ISBN:	978-3-942772-56-3

1. Auflage

Wichtige Hinweise / Haftungsausschluss. Die Aussagen und Ratschläge in dieser Publikation wurden von der Autorin und dem Herausgeber nach bestem Wissen erarbeitet und mit größtmöglicher Sorgfalt geprüft. Sie bieten jedoch keinen Ersatz für medizinischen Rat und die Diagnostik oder Therapie von Gesundheitsstörungen. Für etwaige fehlerhafte Angaben und deren Folgen können die Autorin, der Herausgeber sowie deren Beauftragte keinerlei Verpflichtung und Haftung übernehmen. Alle Zahlenangaben in dieser Publikation sind gerundete Näherungswerte, da die Bestandteile von Lebensmitteln natürlichen Schwankungen unterliegen und von Herkunft, klimatischen Einflüssen, Bodenverhältnissen sowie von Anbau- und Verarbeitungsverfahren beeinflusst werden.

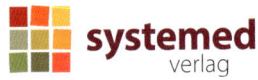